Rapport

Sur la Prophylaxie

de la Tuberculose

Dans les Centres ouvriers
de la Belgique

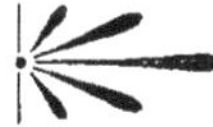

PAR LE

Dr Fernand BARBARY (de Nice)

*Délégué de la Société de Préservation
contre la Tuberculose.*
*Membre du Bureau International
pour la lutte contre la Tuberculose.*

Chargé d'une Mission officielle en Belgique
par M. le Ministre de l'Intérieur
Président du Conseil

———————

NICE
Imprimerie de la *Côte d'Azur Sportive*
Juin 1904

DU MÊME AUTEUR

Méthode des grands lavages dans le Traitement de l'Ophtalmie purulente.
— Paris, 1895.

Un cas grave de maladie de Werlhoff Traitement, Guérison. (Société
de Médecine et Chirurgie pratiques). — Paris, 1896.

*Prophylaxie de la Tuberculose par désinfection méthodique des locaux
devenus vacants.* — Nice, 1899.

Le Cacodylate de Gaïacol. — *Etude et Essais dans le Traitement de la
Tuberculose* (Mémoire présenté à l'Académie de Médecine), 16
janvier 1900.

Autour des Berceaux. — *Hygiène de la mère et de l'enfant.* — *Prophylaxie des maladies de l'enfance* (préface de M. le professeur Pinard),
Paris, 1900. — Récompensé par l'Académie de Médecine. — Médaille
du Ministre de l'Intérieur.

Rhino-pharyngite typhoïdique (Communiqué à la Société de Thérapeutique), février 1901.

Collaboration gratuite anx journaux, revues, etc. "Le propagateur
Médical" — "La Saison de Nice" — "La Lutte anti-tuberculeuse"—
"Schweizerische Monatsschrift".

Le Cocadylate de Gaïacol dans le Traitement de la Tuberculose (Résultats obtenus sur 50 malades), Congrès de Londres, 1er juillet 1901.

Rapport sur la Société Française de préservation contre la Tuberculose,
comme délégué officiel au Congrès de Londres, 1901. — Médaille
d'honneur de la Société de Préservation.

Contribution à l'étude du traitement des coliques hépathiques à répétition.
(Mémoire présenté à l'Académie de Médecine), 11 mars 1902 et à la
Société de Thérapeutique, mai 1902.

Traitement de la Variole par l'association à la photothérapie (chambre
rouge), d'une méthode rigoureuse d'asepsie et d'antisepsie locale et
générale. (Mémoire présenté à l'Académie de Médecine), 20 mai 1902.

La ration alimentaire utile du tuberculeux. — *Les dangers de la sura-
limentation.* (Mémoire présenté à l'Académie de Médecine), 19
mai 1903.

La grande Faucheuse. — La lutte anti-tuberculeuse dans la famille, à
l'école, à l'atelier, 1903, 1 v. in-8°, 220 p. 26 fig. 4 pl. h. texte.
Ouvrage destiné à être distribué gratuitement dans les écoles nor-
males de France.

Cure libre de la tuberculose et climat Méditerranéen. — Congrès de
climatothérapie (Nice 1904).

Etude sur l'actinomycose (Schweizerische Monatsschrift 1904.

Rapport

sur la prophylaxie de la Tuberculose

dans les Centres ouvriers de la Belgique

PAR

Le Dr Fernand **BARBARY** (de Nice)

Délégué de la Société de préservation contre la Tuberculose
Membre du Bureau international pour la lutte contre la Tuberculose

Chargé d'une Mission officielle en Belgique
par M. le Ministre de l'Intérieur
Président du Conseil

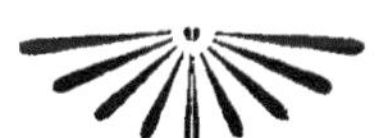

Nice, juin 1904.

NOTE DE L'AUTEUR

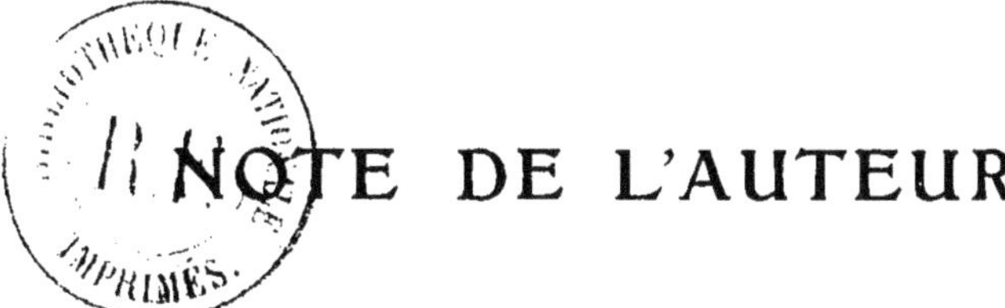

Dans le courant de l'année 1903, M. le Ministre de l'Intérieur, a bien voulu nous charger d'une mission officielle pour étudier la prophylaxie de la tuberculose, dans les grands centres ouvriers belges.

Nous avons successivement examiné la défense anti-tuberculeuse, dans le Hainaut, Mons — Dans le Brabant, Bruxelles — Dans la province de Liège — Dans les Flandres, Anvers, etc., etc.

Nous devons loyalement déclarer que les succès de la campagne entreprise en Belgique dépassent de beaucoup les succès obtenus en France.

Au cours de notre rapport, nous décrirons les moyens d'action observés dans chacun des grands centres belges. Ces moyens d'action, réunis habilement en un faisceau, ont assuré les victoires à une croisade devenue rapidement sympathique, *Nationale*.

En eux réside tout le secret des résultats si rapides, si complets obtenus par la Belgique : Secret que dévoile en partie les paroles d'un ardent apôtre de la lutte anti-tuberculeuse belge :

« A tous ceux qui doutaient, l'expérience démontre qu'il « n'est pas difficile en *combinant une assistance intelligente avec des* « *prescriptions hygiéniques,* de dépister les tuberculeux nécessiteux « et d'assurer la prophylaxie de la phtisie, dans les *milieux ouvriers* « *où la maladie fait les 4/5* de ses victimes. Mais il faut donner « aux œuvres qui s'en occupent, *non pas une forme bureaucratique* « *et administrative,* mais le caractère d'une entreprise de *véritable* « *solidarité humaine.* (Malvoz-Liège).

1903-1904.

HISTORIQUE
de la Lutte Anti-Tuberculeuse
EN BELGIQUE

HISTORIQUE
de la Lutte Anti-Tuberculose
en Belgique

En très peu d'années, simplement, méthodiquement, sûrement, avoir fait de tels progrès dans la question anti-tuberculose que son exemple peut servir aux grandes nations plus bruyamment engagées dans la même lutte, tel est le fait saillant qu'impose la Belgique à l'esprit de l'observateur chargé d'une mission dans ses grands centres. En Allemagne, la ligue anti-tuberculeuse remonte en 1897, la France et l'Angleterre viennent ensuite.

En Belgique, le mouvement de défense ne date vraiment que de 1900. Si engagée dans la mêlée après les grandes nations, l'action de la Belgique a été plus efficace, c'est que ses armes ont été mieux choisies.

L'Allemagne, la France dans leur grand mouvement humanitaire ont voulu dès le début envisager tous les côtés de cette étude complexe qu'est la tuberculose.

Cependant qu'on cherchait ce que l'Etat devait faire du tuberculeux : le laisser libre ou l'isoler ; les meilleurs esprits en des discusions éphémères embrouillaient des théories sans jamais conclure. En France, tandis que loin de faire avancer la question, en des réunions plus ou moins publiques, le spectacle s'offrait, de l'incertitude de la science dans les moyens de prophylaxie ou de traitement de la maladie, la Tuberculose continuait ses ravages.

Il en fut ainsi en France, jusqu'au jour où entra en ligne l'arme puissante dont dès le début la Belgique eut soin de se servir à l'exclusion de tout autre : L'ÉDUCATION POPULAIRE.

On ne s'occupait guère en Belgique de prophylaxie de tuberculose humaine avant la fondation de la Ligue nationale contre la tuberculose ; en 1895, cependant le gouvernement avait chargé le conseil supérieur d'hygiène de rédiger des instructions pratiques pour prévenir et combattre la tuberculose. Ces instructions furent distribuées en un grand nombre d'exemplaires, mais malgré, et peut-être, à cause de leur caractère scientifique, leur utilité fut faible, par ce qu'elles n'arrivaient pas jusqu'au grand public (communication au congrès britannique de la tuberculose en 1901, Van Ryn).

La Ligue nationale contre la tuberculose fut fondée en 1898 par la société royale de médecine publique, et devint autonome à la fin de l'année 1899. Cette ligue divisa ses forces en sections correspondant aux différentes provinces. Nous en étudierons plus loin le fonctionnement particulier. Disons déjà que dès son origine la ligue rencontra dans toute la Belgique des partisans dévoués qui prêchèrent avec ardeur la croisade : la ligue fut vraiment et en peu de temps une ligue nationale. De multiples conférences accompagnées de projections lumineuses, de nombreux articles de journaux, des brochures, des travaux de vulgarisation répandus à profusion, des étiquettes, affiches, pancartes, signalaient au public les dangers de la contagion par les crachats. Tels furent les principaux moyens d'éducation populaire auxquels la ligue eut recours.

Au commencement de 1903. la Ligue nationale Belge comptait plus de 4000 membres. Nous verrons que la province de Liége possède de son côté une cure personnelle dite : ŒUVRE LIEGEOISE DES TUBERCULEUX.

La lutte anti-tuberculeuse trouva en Belgique près du gouvernement un appui des plus encourageants en 1889, une loi fut votée pour la création des comités de patronage des habitations ouvrières ; elle eut pour effet l'amélioration des conditions d'existence des classes laborieuses.

Il est au ministère de l'agriculture une personnalité à laquelle on doit rendre hommage, M. Beccot, le secrétaire général ; sur l'insistance de cet esprit éminent le conseil supérieur d'hygiène avait publié sous forme d'instructions publiques un exposé très complet des précautions à prendre pour prévenir l'apparition des maladies transmissibles. M. Beccot ne se cantonna pas uniquement, et cela avec raison, dans la campagne anti-tuberculeuse, mais en cherchant à répandre les notions d'hygiène générale, il servit admirablement la cause anti-tuberculeuse.

M. Beccot voulut bien, dans un entretien des plus

aimable, nous donner un aperçu de ses idées ; qu'il nous permette ici, de lui exprimer toute notre reconnaissance pour l'accueil qu'il nous réserva.

Une démarche du comité directeur de la Ligue nationale auprès de de M. Van den Heyven, ministre de la justice, démarche tendant à obtenir un subside gouvernemental au profit des œuvres d'assistance et de prophylaxie (dispensaires gratuits) créés par la Ligue, fut couronnée de succès. M. le ministre fit savoir au docteur Dewez, président de la ligue, qu'un arrêté royal allouait à cet œuvre un subside de 4000 francs à répartir entre les trois dispensaires de Mons, Namur, Saint-Trond.

Enfin le gouvernement Belge, quelques mois avant le gouvernement Français, a cherché à organiser une commission chargée d'étudier les meilleurs moyens à mettre en œuvre contre les progrès de la tuberculose ; la commission devait comprendre, outre des délégués des départements des plus directement intéressés à la question, des personnalités compétentes en matière de phtisiologie, d'hygiène, de mutualité, d'habitations ouvrières, etc. Sous l'influence des progrès de l'éducation populaire dûs à la Ligue nationale Belge, à la Ligue Liègeoise et à l'initiative privée, la Ligue anti-tuberculeuse rayonna dans toutes les provinces de la Belgique. Nous allons examiner maintenant l'organisation propre à chacune de ces provinces.

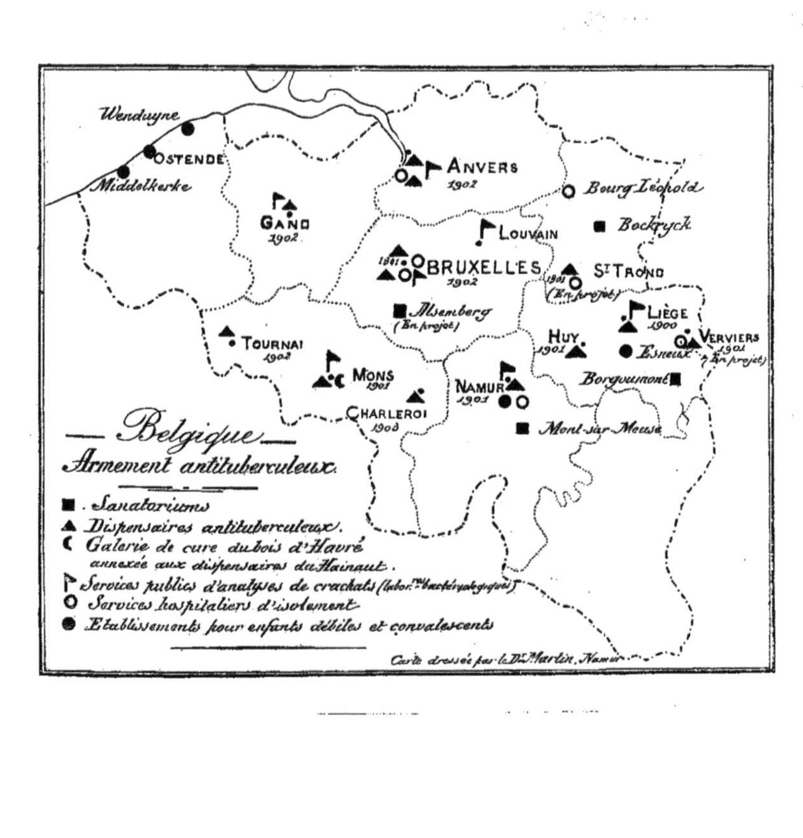

Wenduyne
Ostende
Middelkerke
Anvers
1902
Bourg Léopold
Bockryck
Gand
1902
Louvain
1901
Bruxelles
1902
St Trond
1901
(En projet)
Alsemberg
(En projet)
Liège
1900
Tournai
1902
Huy
1901
Esneux
Verviers
1901
(? En projet)
Mons
1901
Namur
1901
Borgoumont
Charleroi
1903
Mont-sur-Meuse

Belgique
Armement antituberculeux.

Sanatoriums
Dispensaires antituberculeux.
Galerie de cure du bois d'Havré
annexée aux dispensaires du Hainaut.
Services publics d'analyses de crachats (labor.res bactériologiques)
Services hospitaliers d'isolement
Etablissements pour enfants débiles et convalescents

Carte dressée par le D.r Martin, Namur

Le Hainaut et la Province de Liège représentent
bien le type des milieux spéciaux que sont les grands
centres ouvriers que nous avions mission de visiter.
Nous commencerons donc par leur étude.

Province du Hainaut

MONS

Fonctionnement tout spécial de l'administration de la bienfaisance et de l'Hygiène — Les maisons ouvrières — L'ouvrier propriétaire — Le dispensaire Varocqué — La galerie de cure du bois d'Havré.

Dans le Hainaut, le docteur Dewez, président de la Ligue nationale, le docteur Lentz, directeur du dispensaire du Hainaut, furent les apôtres du mouvement anti-tuberculeux. A Mons, centre d'action de la lutte dans le Hainaut, M. Dewez nous mit au courant d'une organisation que l'on pourrait prendre comme modèle. Cette organisation fournit un exemple de ce que peut l'assistance privée ou publique lorsque sans bruit, sans rouage administratif compliqués ses secours arrivent directement aux deshérités.

L'indigence crée les maladies ; la paresse et le cabaret, créent l'indigence ; ce sont là deux vérités banales qui servent. en tous pays, de thèmes à de beaux discours. A Mons on a su, par des moyens pratiques que nous allons expliquer, supprimer l'indigence, diminuer les causes des maladies.

Réunir en un même faisceau, dans les mêmes mains, des *armes pour la prophylaxie* et des *subsides pour la misère* tel est le rôle du bureau de bienfaisance de Mons.

Bureau de bienfaisance qui ne ressemble en rien, à ce que nous trouvons habituellement en France dans nos grandes villes.

L'administration de la bienfaisance, car ce titre serait plus juste, à Mons, se compose aussi bien de médecins, d'architectes, que de donateurs généreux. Ses efforts ne visent pas seulement le misérable privé de pain, mais encore le logis du malheureux. Elle est hygiéniste autant que distributrice de secours. Cette union de *l'hygiène à la charité* produit des miracles.

L'administration de la bienfaisance prend l'enfant à son berceau. Elle donne des secours avant, pendant et après son accouchement, à toute femme indigente, du lait stérilisé si son état de santé ne lui permet pas de nourrir son enfant. De la soupe, du pain, des vêtements aux enfants indigents.

Elle a constitué un comité d'apprentissage.

Elle subsidie des crèches.

Elle accorde des secours pour affiliation aux sociétés de secours mutuels et a organisé une société de mutualité, *Les Artisans Montois*, pour aider à obtenir la pension de vieillesse des indigents qui se trouvent dans les conditions requises.

Elle a fait l'essai d'un bureau de travail.

Elle subsidie le concours d'ordre et de propreté qu'elle a spécialement organisé entre les locataires de ses maisons et a constitué un concours de jardins.

En 1902, elle aura bâti 144 maisons ouvrières plus une maison à logements multiples.

L'organisation de ces différents services fera l'objet d'un chapitre particulier.

Le bureau de bienfaisance et le bureau d'hygiène étant une même institution à Mons, cette administration ayant en vue le bien-être de l'ouvrier a mis tous ses efforts à les loger convenablement.

Elle a édifié des maisons ouvrières, elle s'est intéressée à deux sociétés ayant pour but la vente, la location d'habitation à l'ouvrier.

Maisons ouvrières

C'est en 1885, que l'Administration du Bureau de Bienfaisance de Mons décida de construire ses premières maisons ouvrières.

A cette époque la question ne paraissait pas aussi simple qu'elle semble l'être aujourd'hui. Il est bien vrai que des essais avaient été faits à Anvers, Nivelles et Wavre. Mais ces exemples n'avaient pas été suivis.

Aussi cette décision fut-elle précédée de longues études, de discussions prolongées et ne fut-elle prise par l'Administration, qu'après mûre réflexion. La demande d'autorisation nécessaire fut appuyée d'un rapport dans lequel l'Administration dépeignait l'état misérable des logements ouvriers de Mons, leur insalubrité, leur insuffisance et leur cherté, le danger que présentaient pour la Ville certaines agglomérations qui n'étaient composées que de pauvres, habitant des maisons malsaines.

Elle justifiait l'action des administrations publiques qui se produisait ; alors que des essais particuliers n'avaient pas abouti, et montrait les résultats auxquels elle espérait arriver par la construction de maisons ouvrières. Ce rapport était suivi de celui des architectes, des médecins et de la commission médicale locale.

La décision du Bureau de Bienfaisance avait été prise en séance du 29 avril 1885, le Conseil Communal donna un avis favorable le 3 août suivant, la députation permanente accorda le sien le 25 septembre et enfin l'arrêté royal approuvant le projet fut signé le 7 septembre 1885.

Le terrain que le Bureau de Bienfaisance a d'abord acheté, pour la construction de ses maisons, a une contenance totale de 2 hectares, 45 ares, 75 centiares. Il est situé à gauche et à droite de l'Avenue d'Hyon, à proximité de la Ville et a coûté 15.415 francs l'hectare.

Le projet primitif complet comportait la construction de 134 maisons qui devaient être réparties en deux groupes : le groupe situé à gauche de l'Avenue d'Hyon, comprenant 50 maisons à front des rues dénommées rue du Joncquois, rue de la Mutualité et rue de l'Epargne. Le second groupe à droite de l'Avenue d'Hyon se composait de 84 maisons : 60 devaient être réparties en 15 groupes de 4 et 24 construites à front d'une rue nouvelle.

Le 1er groupe à gauche a été réalisé en 1886 et 3 nouvelles maisons ont été bàties en 1894 sur un terrain resté libre.

Depuis 1895 jusqu'à l'époque actuelle Cinq groupes de maisons ouvrières furent ainsi construits.

Chaque nouveau groupe profita des tentatives précédentes et eut sa part d'améliorations. Nous donnons ici comme type général de ces différents groupes, tant au point de vue de leur construction hygiénique qu'au point de vue du bon emploi des finances pour une ville comme celle de Mons, la description du 3me groupe des maisons ouvrières.

Troisième Groupe

En 1899. l'Administration du Bureau de Bienfaisance de la Ville de Mons constata que la démolition de vieux quartiers nécessitait la construction de nouvelles maisons ouvrières, mais que la population qu'elle avait à loger, étant moins aisée que celle qui habitait les premières maisons construites, il y avait lieu de bâtir des maisons d'un prix moindre et d'une location inférieure.

Mais il ne faut pas se dissimuler que c'est un problème bien difficile à résoudre que de bâtir des maisons saines, salubres, confortables, bien situées, avec des matériaux de premier choix et de louer à bon marché. Ceux qui ne sont pas entrés dans les détails de constructions, ne peuvent en deviner les difficultés. Une Administration publique ne peut pas faire comme certains particuliers : bâtir avec des matériaux de rencontre et si légèrement qu'on se demande comment les maisons tiennent debout et ne s'envolent pas au moindre vent. Ces maisons coûtent peu et peuvent être louées à un prix relativement minime, mais qui donne encore aux particuliers un gros intérêt de leur argent. Mais que durent ces maisons ? Au bout de dix ans quelles réparations exigent-elles ? Et ne retombe-t-on pas dans ce mal d'avoir de vieilles maisons que les propriétaires n'entretiennent pas?

Une administration publique ne peut agir de la sorte. Elle doit prévoir et par conséquent bâtir solidement, de façon à ce que les maisons résistent aux attaques du temps, ne demandent pas trop de réparations et restent saines et commodes. Mais outre que le terrain à bâtir à Mons, comme dans toutes les autres villes, atteint des prix très élevés, la construction de telles maisons exige toujours des dépenses sérieuses dont l'intérêt à 3 o/o est à peine couvert par une location de 10 francs.

Puis il ne faut pas oublier que l'administration de bienfaisance a d'autres services auxquels elle doit veiller. Elle ne peut, sous peine de ne plus remplir sa mission d'une façon aussi complète que possible, laisser diminuer ses revenus exclusivement au profit de l'œuvre des maisons ouvrières, si excellente soit-elle et au détriment des autres services.

Ces observations étaient nécessaires pour ne pas laisser égarer l'opinion publique par ceux qui sans avoir approfondi quelque peu la question, jettent au hasard et sans se soucier des conséquences de ce beau geste, des prix de location qu'il est matériellement impossible d'atteindre.

En 1899, l'Administration se mit à l'étude de ce pro blème. Elle acheta un terrain situé de l'autre côté de la ville, faubourg St-Lazare, à proximité du Chemin de la Procession et à 300 mètres de la route de Bruxelles. Ce terrain a une contenance de 9 ares 90 centiares 64 milliares et a coûté, tous frais compris, la somme de 8.626, 29. Comme on vient de le voir la situation est très avantageuse. Pour se rendre en ville, il suffit de longer la pleine de Nimy, en suivant la route de Bruxelles et la rue de Nimy vous amène rapidement sur la place. Le tram offre un moyen de locomotion plus rapide encore. Il est à noter aussi que la situation est exceptionnellement salubre. L'air arrive directement des campagnes. Le terrain n'est pas humide et aucun atelier ne vient, par ses fumées, vicier l'atmosphère.

Les maisons sont placées sur 2 lignes, 12 de chaque côté. La variété des façades a eu pour effet d'éviter la monotonie tant redoutée pour les maisons en ligne. Elles ont un aspect coquet.

Ces maisons se composent de 2 pièces au rez-de-chaussée. 2 pièces à l'étage, une cave et un grenier, une cour pavée et un jardinet. Elles sont toutes pourvues d'un lieu d'aisance betonné et d'un robinet d'eau de la ville et dont la rétribution, par faveur spéciale du Conseil communal pour toutes les maisons ouvrières, ne s'élève annuellement qu'à 4 francs. La largeur des maisons et de 4^m65, la profondeur de 6^m82 et la hauteur de 8^m70. En entrant on a, tout en face de soi, les escaliers qui mènent à l'étage,

La pièce de devant du bas qui sert de salle de réunion est de $3^m40 \times 3^m39$. la hauteur est de 3^m00. Celle de derrière qui sert de cuisine à $2^m50 \times 4^m30$, la hauteur 3^m00. Les escaliers de la cave donnent dans la cuisine.

L'étage contient 2 pièces, celle de devant à $3^m40 \times 3^m25$: celle de derrière, $2^m50 \times 4^m43$, la hauteur de l'une et l'autre est de 2^m80.

La location de toutes ces maisons est de dix francs et chaque locataire doit payer en outre, ainsi que nous l'avons dit, une somme de 4 francs par an pour la distribution d'eau.

Dépenses de construction

Prix du terrain 9 a 90 c 64 y compris frais et honoraires   8.626 29
Montant de l'entreprise. 62.275 39
Siphons. . . . . 24 à 5 fr.   144 00
Murs de clôture. 1.857 18
Raccordement à l'égout 510 00
    »   à l'eau de ville 280 10
Mitoyenneté d'un mur 149 29
Pavage des 24 cours 1.655 55

                       Total. 75.498 51
Soit pour une maison terrain compris 3.141 60
    »   terrain non compris 2.786 35
Coût du terrain servant d'assiette à une maison. . . .   359 45

Rapport

Chaque maison est louée 10 fr. par mois, soit 120 fr. par an. Le rapport de chaque maison est donc de 3.81 o/o tous frais compris. L'on voit que si l'on tient compte des frais de réparation, des loyers non perçus pour différentes causes, le rapport est à peine de 3 o/o, taux normal de l'intérêt pour les administrations publiques. Mais si l'on veut fixer le loyer à moins de 10 francs, l'intérêt tombera en dessous de ce taux, qui n'est pas possible.

Maisons à logements multiples

Depuis longtemps l'administration des bureaux de bienfaisance de Mons avait eu l'attention attirée sur une catégorie de ménages indigents auxquels les bienfaits des maisons complètes étaient forcement refusés parce quelles sont trop grandes et que le prix de location si minime qu'il soit se trouve encore trop élevé.

Ne serait-il pas facile de procurer à chaque ménage la quotité de salubrité et d'hygiène à laquelle il a droit ? Comment assurer tout cela et à quel prix ?

Cependant, cette catégorie d'indigents est aussi intéressante et l'œuvre des habitations paraissait incomplète s'il n'était pas tenté quelque chose pour elle. C'est cette dernière considération qui a déterminé l'Administration du Bureau de Bienfaisance de Mons et l'a décidée à faire un essai de bâtiment à logements multiples. Le plan a d'ailleurs été conçu de façon à ce que, si les résultats ne sont pas satisfaisants, le bâtiment puisse être transformé en maisons. Cette construction sera édifiée sur le terrain laissé libre Avenue d'Ilvon, en face de la Trouille et joignant à la propriété de M. Mignon.

Le bâtiment qui a 21 m. 75, de façade pourra contenir au rez-de-chaussée, 4 ménages jouissant de deux pièces et à l'étage 8 locataires ayant chacun une pièce.

Les ménages du rez-de-chaussée auront chacun une porte particulière qui donnera directement dans la pièce de devant. Cette pièce aura 4 m. × 4 m. Celle de derrière qui servira de chambre à coucher, mesurera 4 m. × 3 m. Cette pièce sera suivie d'une cour de 4 m. 12 sur 3 m. dans laquelle se trouve le water-closet et qui sera suivie d'un petit jardinet. La hauteur des pièces sera de trois mètres. Chaque ménage aura son robinet à l'eau de la ville.

Les ménages de l'étage auront accès à leur appartement par une porte placée au centre du bâtiment. En entrant se trouvera un dégagement de 4 m. × 7 m. 33, éclairé par deux fenêtres placées de chaque côté de la porte. Un escalier qui se divisera en deux au 1er palier conduira à l'étage. Les chambres au nombre de 8 mesureront 4 m. sur 3 m. avec une hauteur de trois mètres. A l'étage et dans un bâtiment faisant suite au dégagement contenant les escaliers se trouveront les water-closet, un par chaque locataire, un robinet d'eau de la ville avec évier et un réservoir en fonte pour la descente des cendres et des ordures au rez-de-chaussée où se trouvera un autre réservoir pour les recueillir. Il sera fait en sorte que chaque ménage ait sa cave et son grenier.

D'après cet exposé rapide, on remarquera qu'on s'est efforcé de donner à chaque ménage toutes les commodités possibles comme s'il se trouvait dans une maison séparée, afin d'éviter toute discussion, toute altercation entre locataires. Il faudra d'ailleurs qu'il soit élaboré un règlement assurant l'ordre et la propreté

Le devis estimatif de cette construction s'élève à 23.000 francs. Il faut y ajouter 1062 francs, représentant le coût du terrain, soit ensemble 24.065 francs. Si l'on prend la moyenne du rapport des autres maisons soit 4 % il faudra que le loyer du bâtiment produise 962 frs. 60 cent. Et on devra louer les appartements à deux chambres de 8 à 9 francs et et les chambres de 5 à 6 francs.

Jardins

Outre la construction des maisons ouvrières, le Bureau de Bienfaisance a disposé en jardins le terrain resté libre à l'avenue d'Hyon, derrière les maisons du second groupe et de la maison à logements multiples. Ces jardins au nombre de 23 sont loués à des ouvriers au prix variant de 1 fr. 20 à 1 fr. 65 par mois et comprennent de 2 ares 50 c. à 3 ares 50 c. C'est là un moyen de retenir loin du cabaret l'ouvrier qui en même temps se procure à bon marché, les légumes nécessaires à son ménage.

Concours

Entre tous les locataires de maisons possédant un jardin et les locataires des jardins, il est établi chaque année un concours. Des prix sont remis à ceux qui cultivent le mieux leur jardin, l'entretiennent le mieux, obtiennent les meilleurs résultats. Une grande émulation règne entre tous les concurrents à tel point qu'il est fort difficile de ne pas accorder des prix à tous.

Participation aux Sociétés pour la construction de maisons ouvrières

Le Bureau de Bienfaisance de Mons est en outre intéressé dans deux sociétés, ayant pour but de favoriser la construction de maisons ouvrières.

Dans la première : *La Société Anonyme Montoise pour la construction, l'achat, la vente et la location d'habitations ouvrières*, elle a versé 50.000 francs. Cette société a été fondée le 13 Novembre 1891, au capital de 93.000 francs divisé en 186 actions, chacune de 500 francs. Son objet est surtout la construction et la vente d'habitations ouvrières. Elle a édifié d'abord deux groupes de maisons : l'un situé rue Malplaquet est composé de 10 maisons et a coûté, terrain et frais compris 36.450 frs. L'autre situé rue latérale à la Trouille, comprenant 11 maisons, a coûté 41.628 frs.

De ces 21 maisons, treize sont vendues, les huit autres sont louées avec faculté pour les locataires de les acquérir.

La Société de construction fait construire en ce moment, à front de la rue Gages et de la digue de Cuesmes,

un 3ᵉ groupe de 13 maisons qui coûtera, terrain et frais
compris, la somme de 57.489. fr. 75.

La seconde Société à la création de laquelle est inter-
venu le Bureau de Bienfaisance, est la *Société Anonyme de
L'Ouvrier Propriétaire*. Elle y a versé un capital de 10.000.
La Société de Construction est plutôt destinée à restrein-
dre son cercle d'action à la ville de Mons. La Société L'ouvrier Propriétaire l'a étendu aux cantons de Mons, Lens
et partie est du canton de Paturages. Cette circonstance
fait comprendre la différence des apports.

La Société Anonyme L'Ouvrier Propriétaire a été
créée par acte en date du 13 Novembre 1891, d'abord au
capital de 48.000 francs qui a été porté dans la suite à
500.000 francs. Elle a pour but de favoriser la construction ou l'achat d'habitations à bon marché par des prêts à
faire à l'ouvrier. Il faut avoir soin de noter que les Sociétés
de ce genre, de même que la Société de construction, ne
peuvent prêter que si, conformément à ce que veut la loi,
l'ouvrier possède au moins un dixième du montant du
prêt sollicité. L'Ouvrier Propriétaire, pour des raisons
dont l'exposé serait inopportun à cette place, exige même
un cinquième.

La Société L'ouvrier Propriétaire a, d'après le dernier
bilan, prêté une somme de 998.000 francs sans compter
les remboursements et a fait 58 prêts exclusivement pour
la ville de Mons. De sorte que le Bureau de Bienfaisance
de Mons aura bâti par lui-même ou aidé à construire à
Mons même : Par lui-même, 144 maisons plus une maison à logements multiples comprenant 18 ménages, soit
156 ménages pourvus de bonnes, commodes et salubres
maisons; par la Société de Construction, 34 maisons; par
la Société L'Ouvrier Propriétaire, 58. — Total : 248.

Les dépenses qu'il a faites pour la construction des
maisons ouvrières, peuvent se résumer comme suit:

1ᵉʳ groupe	166.087.41
2ᵉ «	104.575.11
3ᵉ «	75.498.51
4ᵉ «	34.933.46
5ᵉ «	118.182.14
Maison multiple	24.060.00
Société de Construction	50.000.00
Société L'Ouvrier Propriétaire	10.000.00
	583.341.63

Pour accomplir tant de bienfaits, on pourrait supposer que des ressources immenses sont nécessaires, nous reproduirons ici comme conclusions, les lignes suivantes prises dans une notice du Bureau de Bienfaisance de Mons.

Ressources du Bureau de Bienfaisance de Mons

Le patrimoine du Bureau de Bienfaisance de Mons se compose en : I Capitaux 3.275.807 francs ; II Immeubles 134 hectares 40 ares 96 centiares ; III Habitations ouvrières.

Les recettes ordinaires se montent à 121.000 francs ; les recettes diverses de 4 à 5000 francs.

Le Bureau de Bienfaisance de Mons n'a guère souffert de diminution de la valeur des immeubles, par suite de la précaution qu'il avait prise déjà assez longtemps, d'aliéner les immeubles qu'il a pu vendre à des conditions avantageuses. Les diverses conversions de fonds publics, il est vrai, lui ont fait plus de tort. Toutefois ses revenus, bien que les legs faits en sa faveur soient peu nombreux et deviennent de plus en plus rares, se sont à peu près maintenus au même chiffre depuis vingt-cinq ans.

Avec ces ressources le Bureau de Bienfaisance de Mons s'est efforcé de faire face à tous les services qui lui incombent. L'exposé qui vient d'être fait permet même de constater combien il a étendu son action que la loi du 7 frimaire an V borne « à faire la répartition des secours à domicile ». Cette loi est toujours en vigueur et elle forme, pour ainsi dire, la seule règle de conduite des administrations des bureaux de bienfaisance, à tel point que bon nombre de celles-ci en suit encore fidèlement la lettre.

« Il est cependant permis de croire que la bienfaisance
« publique comme toute institution, doit faire son évolution
« et qu'il n'est pas trop tôt qu'elle le fasse après un siècle et
« alors que toutes les idées et les mœurs se sont si fortement
« transformées. Cette évolution d'ailleurs peut s'effectuer
« sans loi nouvelle. Le but de la bienfaisance publique ne
« doit plus être d'exciter à demander des secours, il doit tendre à relever la classe indigente, à l'améliorer non seulement physiquement, mais encore intellectuellement et
« moralement.

« Ce serait étrangement se tromper que de croire qu'on
« aura rendu un grand service à la classe indigente en créant
« des rouages nouveaux, des organes plus nombreux excités
« par les buts et les intérêts les plus divers, et qui auront pour

« mission d'étendre les effets de la charité. Le résultat,
« idéal peut-être, à atteindre, serait la suppression pro-
« gressive de cette charité. En attendant il faut la diminuer
« le plus qu'il est possible et le moyen d'y arriver autant que
« faire se peut, car malheureusement il restera toujours des
« pauvres, c'est de créer des œuvres que nous appellerons pré-
« ventives de la misère, telles que celles signalées dans cette
« notice et d'autres, que l'étude, l'observation, la bonne
« volonté et l'amour sincère des malheureux feront décou-
« couvrir et appliquer. » (Notice sur le bureau de bienfaisance de Mons).

Depuis 1896, l'administration du bureau de bienfaisance de Mons est composé de :

MM.   Eugène Dewez, instituteur retraité, Président ;
      Gaston Monfort, candidat notaire, administra-
         teur ;
      Félix Monoyer, négociant, administrateur ;
      Victor Mirlant, professeur à l'école des mines ;
      Alexandre Murlot, négociant ;
      Ernest Lebacq, avocat, secrétaire.

Assainir une ville donner le nécessaire à ses habitants
malheureux, c'est faire la prophylaxie idéale des maladies
contagieuses. La lutte anti-tuberculeuse à Mons était donc
déjà établie d'elle-même.

Un généreux donateur M. Warocqué a donné 100.000
francs pour l'organisation d'un dispensaire qui rend les
plus grands services.

Le dispensaire possède des étuves à désinfection un
appareil thermo-formol ; un grand appareil à désinfection
d'Otton ; une étuve à désinfection spéciale montée sur
train de voiture et pouvant se transporter dans les différentes communes.

Au docteur Dewez, le président éminent de la ligue
nationale Belge, au docteur Lentz, médecin du dispensaire
Warocque revient tout l'honneur des résultats obtenus
pour la prophylaxie anti-tuberculeuse.

A Mons, au dispensaire anti-tuberculeux est jointe
une galerie de cure d'air située aux environs de la ville dans
le bois d'Havré. Le docteur Dewez voulut bien nous y conduire, et nous en expliquer le fonctionnement

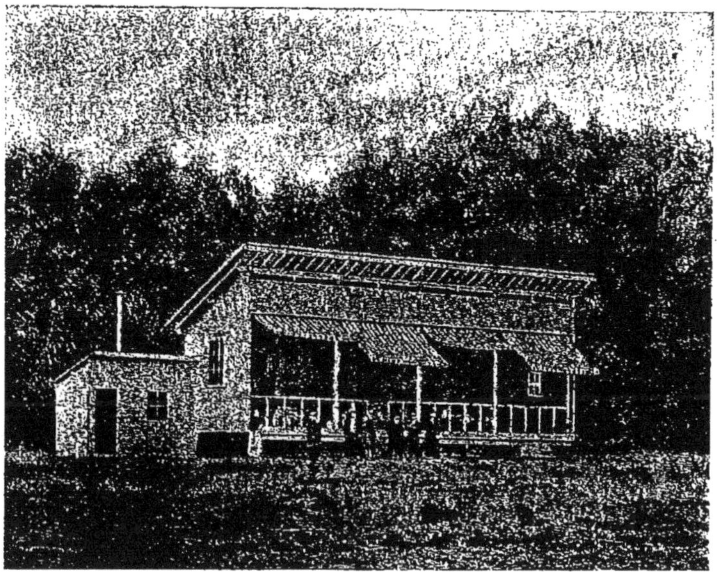

Une convention a été passée avec les hospices de la ville de Mons ; moyennant une légère rétribution, l'administration hospitalise les tuberculeux pour la nuit et leur donne les repas du matin et du soir.

Ils sont logés dans des salles complétement isolés, le matin, un breack vient les prendre pour les conduire au pavillon-abri situé dans un bois aux environs de la ville.

Les résultats obtenus pendant la saison de cure 1902 furent en rapport avec ce qu'on pouvait en attendre ; sur 11 malades, un seul n'en retira que peu d'avantage ; sur les 10 autres, 7 furent suffisamment rétablis pour reprendre impunément leur travail. Les 3 autres auraient dû pouvoir jouir plus longtemps des bienfaits de la cure.

Cette organisation avait occasionné une dépense globale de 3.903 fr. 52, se décomposant comme suit :

Frais d'alimentation	1900 70
Transport des malades	763 60
Surveillance	209 50
Entretien des malades à l'hôpital	991 25
Divers	39
TOTAL	3903 25

Province de Liège

Ligue Liégeoise des tuberculeux — Dispensaire de la ligue Liégeoise — Sanatorium de Bourgoumont. — Caisse d'assistance pour les tuberculeux.

A Liège, nous trouvons une œuvre puissante, œuvre locale, qui assure la lutte anti-tuberculeuse dans toute la province, c'est l'œuvre Liègeoise des tuberculeux.

Grâce à l'énergie et à la charité des personnalités d'élite que cette œuvre est parvenu à grouper, grâce surtout à l'active propagande du savant directeur de l'institut provincial de bactériologie, M. le professeur Malvoz, grâce au dévouement de M. le docteur Putzeys, le secrétaire général de la société ; grâce au large concours d'une administration provinciale éclairée, la lutte contre la tuberculose a été engagée dans la province de Liège avec une efficacité complète.

En 1902, la province de Liège a inscrit à son budget une somme de 5.000 francs pour les dispensaires de la ville de Liège une somme de 10.000 francs pour le seul dispensaire de l'œuvre des tuberculeux de cette ville, subvention qui assure l'existence de l'institution.

L'œuvre du tuberculeux fut fondée à Liège en 1900, son comité composé de médecins, d'employés, d'ouvriers appartenant à toutes les opinions signala le sort pénible du tuberculeux, montra la nécessité de leur venir en aide. M. le sénateur Montfiori prit à sa charge la construction d'un dispensaire, la ville donna le terrain et une subvention annuelle.

M. le professeur Malvoz, un de ces très rares vrais savants qui demeurent simples et affables voulut bien lui-même nous mettre au courant des efforts de la lutte anti-tuberculeuse à Liège. Nous traduirons ici ses propres paroles :

« Au début l'œuvre ne pouvait procurer la totalité des secours en aliments, vêtements qui étaient pourtant nécessaires; mais sans offrir le tout, on peut aider beaucoup; et déjà l'œuvre des tuberculeux a conquis les sympathies de ses protégés rien qu'en distribuant à chacun deux litres de lait par jour. On a cherché un lait excellent et très nutritif ; un service de distribution à domicile a été organisé et chaque matin on remet aux malades de l'œuvre une provision de lait pasteurisé pour la journée, c'est déjà une dépense de 50 centimes par jour et par malade. De plus quand se présentent des malheureux particulièrement intéressants, on leur achète des literies, des couvertures, des vêtements, des souliers. A d'autres on donne une chaise-longue pour se reposer dans leur jardin. Si le logement laisse beaucoup à désirer au point de vue de l'hygiène, on cherche une meilleure chambre suffisamment aérée, vers la banlieue, et pour décider le malade à s'y transporter, on paie les premiers mois de la location. Parfois on est allé jusqu'à reprendre au Mont-de-Piété, aux frais de l'*Œuvre*, des vêtements et des literies engagés par des malheureux à bout de ressources ! L'*Œuvre* s'est arrangée avec l'asile Montefiori pour enfants débiles, avec les colonies scolaires, avec les crèches communales, et elle a réussi à enlever à leur milieu les enfants de nombreux tuberculeux, en les confiant à ces œuvres si utiles. Si le malade a des frères bien portants, déjà en âge de travailler, on les affilie, aux frais de l'*Œuvre*, à l'une ou l'autre société mutualiste de *leur choix*, afin que, dans l'avenir, s'ils tombent malades ils n'aient pas à dépendre de l'Assistance publique.

On le voit, chaque cas est examiné pour lui-même, non pas d'après d'étroites règles administratives, mais d'une façon toute humaine. C'est ainsi que l'*Œuvre* est devenue rapidement populaire : ces sortes de petits bienfaits sont vite connus dans les faubourgs industriels ; les ouvriers et les ménagères se disent et se répètent la façon minutieuse avec laquelle on examine les malades au dispensaire, les égards et la discrétion que l'on met à les interroger sur leurs besoins, l'aide et la protection qui leur sont assurées ; on vante les qualités du lait spécialement préparé pour les assistés, on cite les petites et les grandes misères dont on a tiré beaucoup de misérables. Et c'est pourquoi, bien plus rapidement que ses fondateurs ne l'avaient espéré, les malades affluent au dispensaire.

C'est à la province de Liège que revient l'honneur d'avoir élevé le premier sanatorium populaire.

Sanatorium populaire de Bourgoumont

L'inauguration du premier sanatorium populaire a eu lieu le 13 septembre 1903.

Il s'élève à Bourgoumont, commune de la Glaize dans les Ardennes.

Il comprend 8 chambres à 1 malade
           4 chambres à 3 malades
        13 chambres à 4 malades
         7 chambres à 6 malades
Soit total . 114 malades

Une commission technique composé de MM. Bary, Grégoire Malvoz, Putzeys, Joriseaux, de M. l'Architecte Remouchamps, élabora le projet, et en décida l'emplacement.

Le Sanatoriun populaire de Bourgoumont est un modèle du genre, il est placé sous la direction médicale de M. le docteur Van Beneden. Il recrute ses malades parmi les indigents tuberculeux adressés par les dispensaires ou les Sociétés de la Province de Liège en général, mais demeure ouvert à tous les tuberculeux du territoire Belge.

La Province de Liège possède encore une Caisse d'Assistance pour les tuberculeux.

La Fédération neutre des Sociétés de secours mutuels de Huy a fusionné dès 1903 sa caisse de réassurance avec une caisse pour tuberculeux. En vertu des statuts de cette caisse, tout membre affilié, reconnu atteint de tuberculose, *à n'importe quel degré*, reçoit, comme indemnité, un supplément de 5 francs par semaine, au-delà de ce que lui accorde la caisse de sa mutualité pour maladie ordinaire ; cette indemnité peut lui être octroyée jusqu'au 24e mois de l'incapacité de travail. La caisse prend, en outre, à sa charge, jusqu'à concurrence de 4 francs par jour, les frais d'entretien au Sanatorium de Bourgoumont de sociétaires *admissibles*, dont la phtisie a été reconnue dès son début et dont la guérison est certaine.

Pour jouir de ces avantages, le malade doit subir au dispensaire de Huy, qui est comme l'antichambre du Sanatorium provincial, une visite par le médecin-directeur qui, au moyen de l'analyse des crachats, aide le médecin traitant dans son diagnostic et délivre concurremment avec lui, le certificat de maladie.

Pendant l'année 1903, la *Caisse des tuberculeux* a payé à 7 membres 1117 journées et a entretenu 3 malades au Sanatorium : total des dépenses = 924 fr. 50.

D'après les renseignements qui nous sont fournis, cette nouvelle interprétation, cette haute conception des devoirs inhérents aux mutualités ont été ou sont sur le point d'être accueillies avec faveur par les Fédérations de Dison et de Verviers. Enfin diverses sociétés, appartenant à la Fédération liègeoise, ont fondé directement dans leur sein, des caisses de secours destinées à soutenir leurs adhérents tuberculeux.

Province du Brabant

BRUXELLES

Dans le Brabant, le comité organisé pour la lutte anti-tuberculeuse comptait à la fin de 1902, 600 membres. Son comité directeur a montré une activité remarquable dans sa propagande. Il a répandu une notice, une brochure populaire, sous forme de dialogue sur la tuberculose, des étiquettes, des plaques métalliques recommandant de ne pas cracher pas terre. Au commencement de 1902 le comité avait adressé à 3.000 habitants industriels et commerçants de la province du Brabant, une circulaire attirant leur attention sur les ravages de la tuberculose, donnant des conseils pour préserver leur personnel et offrant d'envoyer gratuitement le nombre de plaques et de brochures qu'ils désiraient.

Des propositions de conférences à leurs ouvriers leur furent également faites. Des centaines de demandes répondirent à l'appel du comité du Brabant qui distribua 1.500 plaques pour les ateliers, 12.000 brochures populaires et donna de nombreuses conférences chez les grands industriels. Des brochures furent également envoyés aux mutualités, aux administrations commerciales de la Province.

Enfin le département de la guerre lui même eut recours à cette époque au comité du Brabant, et lui demanda 30000 plaqques pour les hôpitaux et établissements militaires.

Le comité directeur de la ligue nationale belge avait été l'âme du mouvement, son bureau se composait alors de:

Président : M. le Dr Dewez, chef de service à l'hôpital civil, Mons;

Vice-présidents : MM. le Dr de Vaucleroy. ancien professeur d'hygiène à l'Ecole militaire, Bruxelles; le Dr Terwagne, membre de la Chambre des représentants et conseiller communal, Anvers; le Dr Van Cleemputte, conseiller provincial, Mont-Saint-Amand;

Secrétaire-général : M. le Dr Van Ryn, Bruxelles.
Secrétaires: MM. le Dr Hottlet, directeur du Sanatorium
de Mont-sur-Meuse (Namur);
le Dr B. Lefèvre, Gembloux.
Trésorier-Général : M. le Dr Boen, directeur du Bureau d'hygiène de la ville de Gand.
Conseiller : M. le Dr Wibo, Bruxelles.

Dans le Brabant, grâce aux efforts de M. le
docteur de Vaucleroy et à ceux du docteur Van Ryn, l'in-
fatigable secrétaire général de la Ligue nationale, la propagande devint des plus actives et à son action morale ajouta
bientôt un résultat pratique.

Elle montra combien est inhumaine, dans les hôpitaux, l'habitude qui consiste à loger les tuberculeux dans
des salles communes où la contagion peut atteindre les
autres malades. A Bruxelles, des salles furent réservées
aux tuberculeux, à l'hôpital Saint-Jean une galerie instal-
lée sur les toits permit de faire une cure d'air.

Des dispensaires furent ouverts. Nous parlerons plus
longuement de chacun d'eux lorsque nous donnerons les
résultats obtenus dans chaque province.

Dans le Brabant, le dispensaire Albert-Elisabeth,
situé à Buxelles est un modèle du genre. Le docteur Van
Ryn du dispensaire qui eut l'amabilité de nous servir de
cicerone nous résuma ainsi les résultats pratiques obtenus
par lui :

« Le dispensaire Albert-Elisabeth, ouvert le 21
septembre 1902, avait donné à la date du 31 décembre dernier plus de 1.000 consultations à un total de 375 malades,
dont 186 habitant Bruxelles, 169 les faubourgs et 20 diverses localités de la province.

« Ces 375 malades n'étaient pas tous tuberculeux :
217 ont été reconnus indemnes ; chez 159 seulement on a
constaté les signes irrécusables de la tuberculose pulmonaire.

« Les 159 malades maintenus en traitement au 31
décembre, se répartissent comme suit: 67 habitent Bruxelles, 79 les faubourgs et 13 la province.

« Nous n'avons évidemment guéri, en un temps aussi
court, aucun de ces malades : mais tel n'est pas notre but;
nous avons cependant obtenu quelques résultats d'autant
plus encourageants que notre assistance est forcément

restreinte, tant il est vrai que la tuberculose pulmonaire est aisément améliorable, pourvu qu'elle n'ait pas produit de trop grands dégâts. Elle est surtout améliorable chez des malades vivants, par ignorance ou par nécessité, dans de mauvaises conditions hygiéniques, forcés de travailler dans des locaux mal aérés, mal éclairés, gagnant parfois des salaires dérisoires pour un labeur exténuant, fréquentant le cabaret et se livrant par surcroît à des excès de boisson. Comme démonstration de ce que peuvent faire de bons conseils dans des cas de l'espèce, je signalerai deux ouvriers atteints de tuberculose d'un sommet du poumon qui, étant en situation de se soigner convenablement, n'ont reçu du Dispensaire aucun secours alimentaire, et en se conformant simplement aux conseils d'hygiène, de sobriété, de vie réglée, que nous leur avons donnés, ont vu en trois mois leur état s'améliorer d'une façon surprenante.

« Pour en revenir aux résultats pratiques obtenus au Dispensaire, je les résumerai en quelques chiffres : 74 malades, soit près de la moitié, ont été améliorés; l'amélioration consistait principalement en une augmentation de poids, une diminution de la toux et des crachats ; l'état général était devenu meilleur. Nous avons eu la satisfaction de rendre la capacité au travail à plusieurs de nos malades forcés de chômer à cause de leur affection.

« Pour un trimestre de fonctionnement, nous avons, je crois, le droit d'être satisfaits de ces résultats.

« 35 de nos malades sont restés stationnaires, 29 se sont aggravés, 7 sont morts et 14 ne s'étaient plus représentés au Dispensaire au 31 décembre 1902. Ce sont pour la plupart des malades peu atteints, continuant à travailler, qui suivent nos conseils concernant la prophylaxie.

« Si nous considérons les variations de poids de nos malades, ce qui est un critérium assez certain de leur état, nous constatons une augmentation de poids dans 81 cas ; une diminution dans 47 cas; le poids des 31 autres patients n'a pas changé sensiblement. La plus forte augmentation de poids constatée du 21 septembre au 31 décembre 1902 fut de douze livres. »

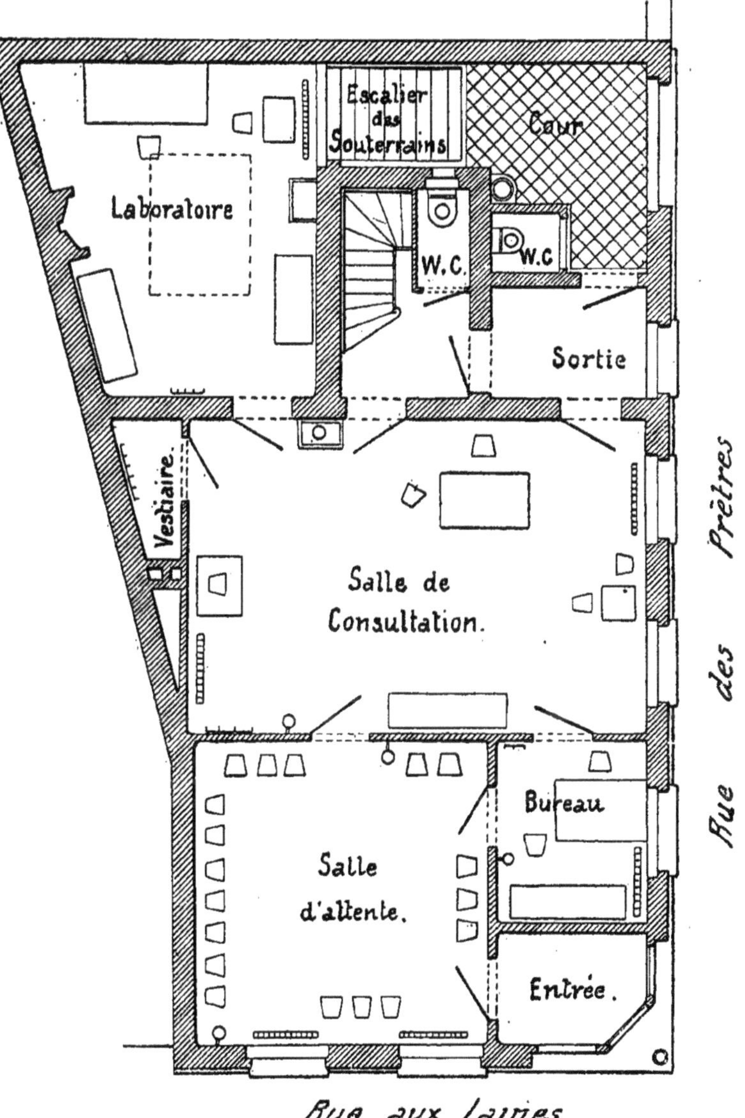

Plan du Dispensaire Albert-Élisabeth

Les Flandres

---◎---

SECTION D'ANVERS

Propagande Anti-tuberculeuse — Les deux dispensaires — La villa maritime — L'initiative du bureau d'Hygiène — Cartes de mortalité par tuberculose — Caisse de secours aux tuberculeux.

Dès 1898, la section anversoise a montré tout ce que pouvait attendre la lutte anti-tuberculeuse des bonnes volontés liées à sa cause, en dehors du mouvement de propagande, brochures, étiquettes de prophylaxie, éducation populaire, conférences d'hygiène.

La section d'Anvers a créé deux dispensaires, dont le plus important a été ouvert le 14 août 1903.

Une villa maritime pour enfants débiles.

Le comité qui assista à la genèse de la lutte anti-tuberculeuse se composait de MM. les docteurs de Mels, Van Dogaert, Treliop, Van Vyve, Favard, Desguins, Ballieux et Terwagne ; de M. Van Huffelen, inspecteur vétérinaire de M. Hendrick, pharmacien.

Le comité fondateur du second dispensaire se composait de :

MM. Van Bogaert, Tretwitz, comte de Pret, Van Huffelen, M. le baron de Vinck, madame Osterrieth, comte Degrelle, M. Watlon.

En 1902, le dispensaire le plus ancien, celui de la rue Saint-Antoine a soigné 399 personnes.

399 personnes se sont présentées au Dispensaire anti-tuberculeux de la rue Saint-Antoine. Toutes ont été soumises à un examen complet. Aucun malade souffrant des voies respiratoires, aucune personne débile n'a été écartée au premier examen. Les médecins les ont engagés à se représenter au Dispensaire afin de leur inculquer les notions d'hygiène et de prophylaxie.

172 malades furent reconnus tuberculeux, reçurent des instructions imprimées et un crachoir de poche, quelques-uns un crachoir d'appartement. Les recherches microscopiques ont porté sur 435 crachats provenant de 395 malades ; le résultat a été positif dans plus de la moitié des cas.

Les tuberculeux dont l'indigence avait été préalablement établie par l'enquête domiciliaire ont reçu des secours.

Il a été distribué :

12.300 litres de lait, 1.500 kilog. de pois, 1.400 kilog.

de fèves, 50 kilog. de lentilles, 850 kilog. de lard, 1.519 œufs, 59 boîtes de biscuits au tropon, 100 bouteilles d'émulsion Scott, 36 boîtes de farine Nave, des habillements et de la literie.

Le public anversois, les Sociétés, le Bureau de Bienfaisance et l'Administration communale ont témoigné leur sympathie pour cette œuvre et ont reconnu son utilité publique en faisant des dons en argent et en nature et en leur accordant des subsides.

La maison Tietz a organisé un jour de vente au profit de la Villa maritime, et les élèves de l'Athénée ont fait la collecte les jours de carnaval. Divers cercles ont donné des fêtes au bénéfice de la Section ou du Dispensaire. Le Conseil communal a *alloué* à cette institution un subside de 8.000 francs.

C'est en particulier aux efforts de M. le docteur Terwagne, membre de la chambre des représentants qu'on doit la fondation de la villa maritime pour enfants.

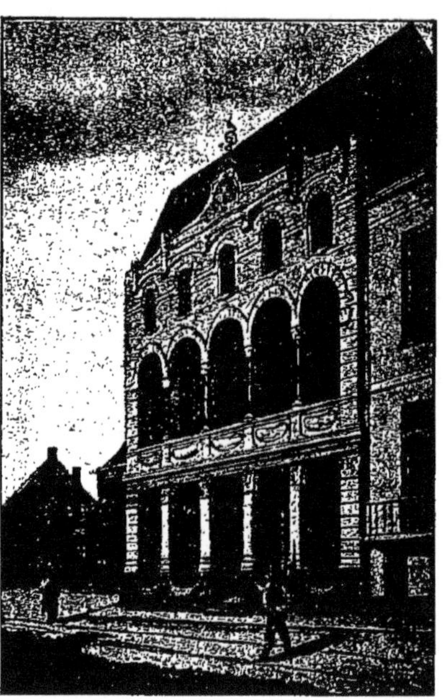

La Villa maritime pour enfants débiles à Wenduyne sera prochainement achevée. Pour régulariser la question de propriété soulevée par la construction de cet établissement, l'assemblée générale a décidé la constitution d'une société avec droit d'accroissement. Elle aura à contracter un emprunt afin de faire face aux dépenses. La province d'Anvers sera dotée d'un établissement, où les enfants prédisposés à la tuberculose trouveront l'air vivifiant et pur qui leur fait si souvent défaut.

Villa maritime à Wenduyne-sur-mer

Le nouveau dispensaire de la rue de l'Empereur va compléter l'œuvre de lutte, nous l'avons visité grâce à la complaisance et au bienveillant accueil de M. le docteur Van Bogaert, auquel nous devons de nombreuses indications sur la lutte anti-tuberculeuse à Anvers.

Dans les Flandres, la tuberculose demandait de vigoureux efforts pour être combattue et ici encore pour ne parler que de la section d'Anvers nous avons pu constater quel puissant appui la lutte anti-tuberculeuse trouve dans les règlements du bureau d'hygiène.

A Anvers, en cas de maladies infectieuses, la désinfection des locaux s'opère d'une façon réelle, complète et grâce à une pratique digne d'être rapportée.

Lorsqu'un malade indigent est atteint d'une maladie infectieuse, il est transporté à l'hôpital ; durant ce temps, à l'encontre de ce qui se passe communément, sa famille est placée dans des maisons de refuge ou plutôt d'observation, au nombre de 6 réunies dans un quartier en dehors du centre de la ville. Chaque maison comprend 3 ou 4 chambres propres. Elles possèdent une salle de bains. Les personnes logées reçoivent gratuitement le feu, la nourriture, les visites de médecins.

Ces détails nous furent fournis par M. Henri Vandevelde, membre du bureau d'hygiène qui voulut bien nous donner des explications des plus intéressantes sur le fonctionnement des services d'hygiène et sur la statistique démographique de la ville d'Anvers.

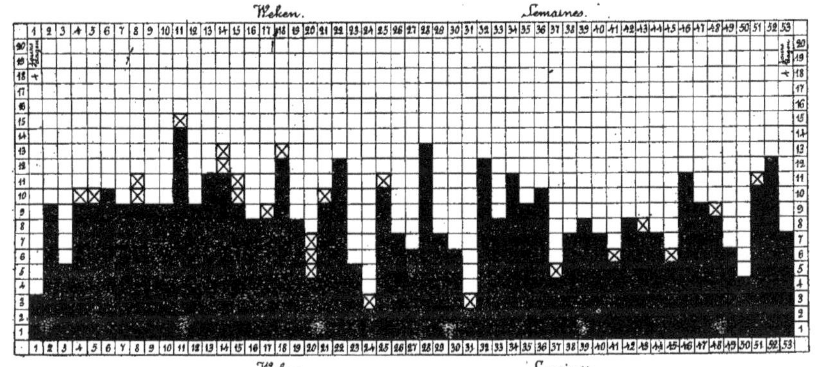

Longtering. -- Tuberculose pulmonaire

Sterfgevallen per week.) — (Décès par semaine)

A la ville d'Anvers enfin, l'on doit l'exemple de la première caisse de secours aux tuberculeux. La fédération neutre des Sociétés de secours mutuels d'Anvers et ses faubourgs a fondé la première caisse de secours pour tuberculeux.

Le 13 avril 1902 la caisse était créée et le 3 décembre de la même année, elle était reconnue par arrêté royal.

« La caisse fédérale de secours pour les tuberculeux, disent les statuts, a pour objet d'organiser en commission le service des soins spéciaux à accorder aux membres des Sociétés fédérées, atteints de tuberculose.

Ces dons permettent de leur procurer des fortifiants nécessaires, par des secours en nature, du lait, des œufs. Si la situation de la caisse le permet, d'intervenir dans les frais d'entretien des malades à la campagne dans un dispensaire ou un sanatorium, etc.

VILLE D'ANVERS

STATISTIQUE DU BUREAU D'HYGIÈNE

Vergelijkende sterfte der longtering met de andere ziekten in 't algemeen.

Mortalité comparée de la tuberculose pulmonaire avec les autres maladies en général.

G

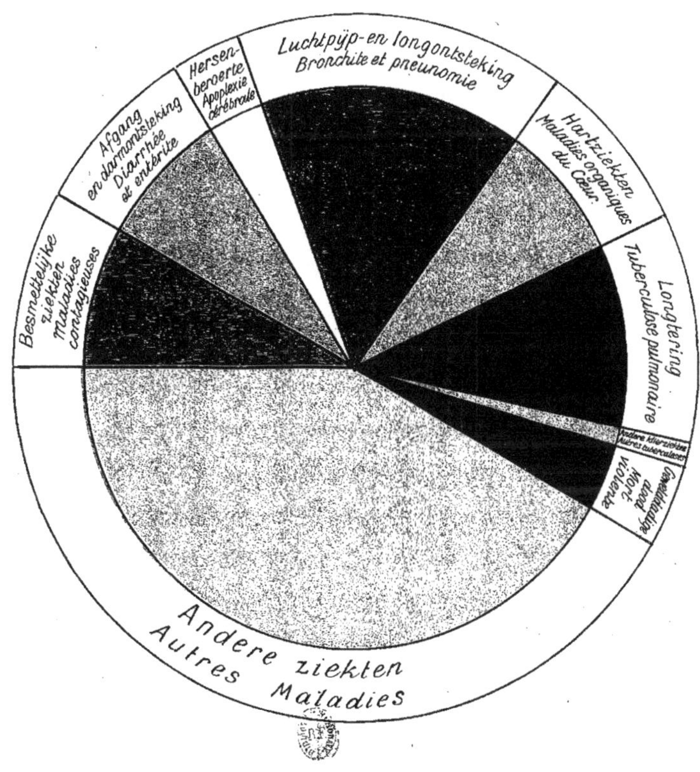

Aanduingen = Indications

Besmettelijke ziekten / Maladies contagieuses / overlijdens / 379 décès	Luchtpÿp- en longontsteking / Bronchite et pneunomie / overlijdens / 722 décès	Andere klierziekten / Autres tuberculoses / overlijdens / 50 décès
Afgang en darmontsteking / Diarrhée et entérite / overlijdens / 367 décès	Hartziekten / Maladies organiques du cœur. / overlijdens / 368 décès	Geweldadige dood / Mort violente / overlijdens / 181 décès
Hersenberoerte / Apoplexie cérébrale / overlijdens / 154 décès	Longtering / Tuberculose pulmonaire / overlijdens / 453 décès	Andere ziekten / Autres maldies / overlijdens / 1929 décès

VILLE D'ANVERS

STATISTIQUE DU BUREAU D'HYGIÈNE

Vergelijkende sterfte der longtering met de andere besmettelijke ziekten.

Mortalité comparée de la tuberculose pulmonaire avec les autres maladies contagieuses.

F

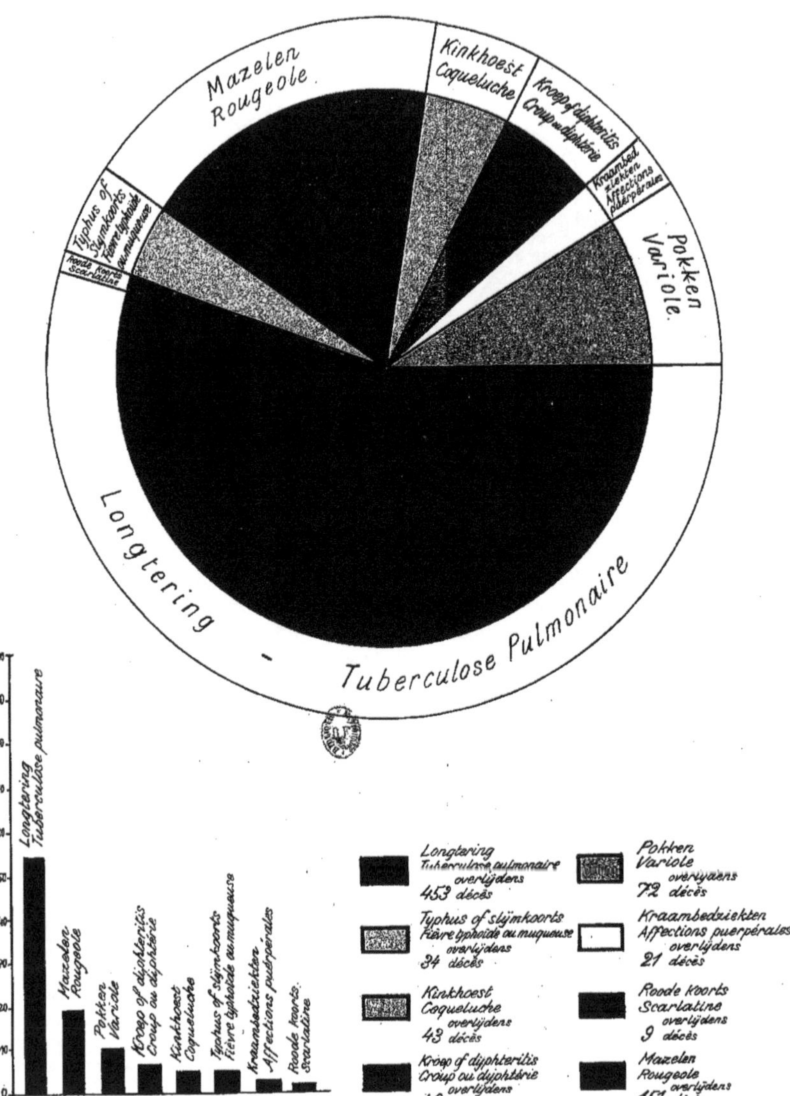

II

Bruxelles-Mons-Liège-Anvers nous ont servi de types pour l'étude de la prophylaxie anti-tuberculeuse dans les grands centres Belges.

Est-ce à dire que là seulement sont réunis les armes de la croisade humanitaire ? certes non ! La Belgique a cela de vraiment admirable, nous ne saurions trop le répéter, c'est que sa lutte est nationale. Dans le Hainaut c'est encore Tournay qui possède son dispensaire. Son bureau de bienfaisance s'est chargé des secours aux tuberculeux de la ville.

Les secours distribués par le Bureau de bienfaisance furent de : 8,464 pains, 1,837 francs en espèces, 1,725 hectolitres de charbon, 10,031 litres de soupe, 8,429 litres de lait, 20 fournitures de lit, 14 couvertures, 24 gilets et caleçons en tissu normal.

La Ligue a assuré le service des malades ayant fréquenté le Dispensaire.

Dans le Limbourg, la ville de Saint-Trond a créé un dispensaire dont l'administration, d'après ses statuts, se mettra volontiers en relations avec les sociétés de bienfaisance et de secours mutuels qui ont intérêt à s'affilier à la *Ligue Nationale belge contre la tuberculose*, afin de les guider et de les aider en tout ce qui concerne les soins à donner à leurs sociétaires atteints de la tuberculose, ou prédisposés à celle-ci.

Le bureau de bienfaisance de la ville, ici encore, tend la main aux œuvres anti-tuberculeuses comme on peut en juger par la liste de dépenses suivante :

Liste justificative des secours accordés par le Bureau de Saint-Trond aux tuberculeux indigents, depuis l'institution de l'œuvre.

(Du 10 août 1901 au 31 décembre 1902)

Montant en argent	1,169.85
Secours en nature { viande	884.00
{ lait	1,102.00
Autres secours	17.00
Total. . fr.	3,273.80

Dans la province de Namur, même ardeur dans la lutte même succès dans les résultats. Depuis avril 1900, la province de Namur est arrivée à posséder, un laboratoire de bactériologie, un dispensaire anti-tuberculeux dans le nouvel hôpital civil et l'érection de deux pavillons exclusivement réservés aux phtisiques.

III

Conclusions

COMPARAISON ENTRE LES MOYENS DE LUTTE EMPLOYÉS EN BELGI-
QUE ET EN FRANCE. — RÉFORMES A INTRODUIRE EN FRANCE
DANS LA CAMPAGNE ANTI-TUBERCULEUSE POUR QU'ELLE
DEVIENNE NATIONALE.

Si nous comparons les moyens de lutte, les résultats obtenus par la Belgique et par les autres pays nous arrivons à cette conclusion que la Belgique a fait mieux que la France, mieux que l'Allemagne, mieux que l'Angleterre.

Le mérite incontestable de la Belgique est d'avoir compris que, pour résoudre le problème de la lutte anti-tuberculeuse, il fallait viser un double but.

*1° Faire avant tout l'éducation populaire. appliquer stricte-
ment les mesures hygiéniques.*

*2° Rendre la lutte Anti-tuberculeuse sympathique et partant
nationale.*

« A tous ceux qui doutaient, l'expérience réalisée à
« Liège démontre qu'il n'est pas difficile, en combinant une
« assistance intelligente avec des prescriptions hygié-
« niques, de dépister les tuberculeux nécessiteux et
« d'assurer la prophylaxie de la phtisie dans les milieux
« ouvriers où la maladie fait les 4/5 de ses victimes. *Mais*
« *il faut donner aux œuvres qui s'en occupent le caractère*
« *d'une entreprise de véritable solidarité humaine.* »

Ces lignes écrites par M. le professeur Malvoz sont la mise au point de toute la question anti-tuberculeuse en Belgique, elles montrent le secret de la réussite ; elles pourraient servir de préceptes aux ligues anti-tuber-culeuses des autres pays..

En France en particulier, on a eu le tort de s'enfer-mer au début dans des discussions opiniâtres pour savoir si, oui ou non, le sanatorium était le moyen unique de traitement du tuberculeux.

En Belgique, point de raisonnements subtils, de plai-doirie en faveur d'idées préconçues, indignes de médecins. La conclusion des travaux des commissions Belges peut s'énoncer en peu de mots : Instruisons le peuple et aidons le tuberculeux de toutes les façons, reconnaissons que si l'éducation populaire est l'élément primordial de notre lutte, le sanatorium est aussi, quoique très coûteuse une œuvre utile en temps qu'abri pour le phtisique indigent.

L'éducation populaire précéda en Belgique la mise en avant des autres moyens de défense. Elle évita ainsi à ce pays, des discussions oiseuses et funestes où pour le plus grand tort du tuberculeux, se sont complus en France, des savants éminents, à qui on est en droit de reprocher de se laisser entraîner trop facilement par un esprit de contradiction.

Pour se rendre populaire, pour être bien accueillis par la masse, les défenseurs de la lutte anti-tuberculeuse, en Belgique, allèrent vivre dans les milieux où ils voulaient semer la bonne parole.

Ce ne fut pas seulement sur les tréteaux d'un théâtre ou devant l'auditoire choisi d'un salon à la mode, qu'en phrases ronflantes on jeta l'anathème au fléau ravageur.

Des hommes de cœur se réunirent, les uns dans une Ligue nationale des tuberculeux ; les autres dans une société des tuberculeux Liégeois et nous devons les confondre ici, tant leurs efforts rivalisèrent de simplicité, de dévouement.

Dans chaque grand centre, les œuvres locales s'adressèrent aux bureaux de bienfaisance et d'hygiène.

Ils obtinrent d'eux, aide et protection et nous avons montré comment.

Ils obtinrent du pain, des vêtements pour les tuberculeux indigents, ils obtinrent la désinfection, les mesures de prophylaxie. Dans certains centres, sous l'impulsion de l'administration de bienfaisance, la construction des maisons ouvrières saines, aérées, évita l'horrible contagion des logements insalubres. Des caisses spéciales, au sein même de sociétés de secours mutuels, assurèrent des subsides aux tuberculeux indigents.

Le dispensaire, le sanatorium populaire assurèrent la réalisation complète du programme de cette campagne humanitaire.

Mais, condition essentielle du succès, que nous tenons à mettre en lumière, les comités ne revêtirent jamais une forme bureaucratique et administrative, mais conservèrent auprès du peuple le caractère d'une *entreprise de véritable solidarité humaine*.

En Belgique, l'éducation populaire a devancé tous les

autres moyens de lutte. La croisade anti-tuberculeuse a su
se rendre sympathique et bientôt nationale, par ses services rendus simplement, efficacement aux tuberculeux
indigents. L'étude des sanatoriums, des questions com-
plexes, est venue dans la suite.

Est-ce à dire que les autres nations ont négligé le rôle
primordial de l'éducation populaire, si puissante en Belgique ?

Certes non ; mais les autres nations, la France en
particulier, au début de leur croisade commirent une faute:
celle de tout tout sacrifier aux atteints et de ne pas assez
songer à la prophylaxie anti-tuberculeuse. Dans un bel
élan humanitaire, on aurait voulu créer à grand renfort de
millions, des sanatoriums. L'engouement dans la pour-
suite des malheureux malades fut tel à un moment, que
des esprits, peut-être un peu facétieux, purent crier non
pas : guerre à la tuberculose, mais guerre aux tuberculeux.

Une réaction funeste, prit naissance au sein même des
apôtres de la croisade, et bientôt s'offrit le triste spectacle
de gens plus ou moins convaincus et déclarant que les sanatoriums ne guérissant pas la tuberculose, leurs cures incer-
taines ne méritaient pas des dépenses aussi élevées.

En France, l'éducation populaire trop longtemps né-
gligée a pris corps depuis 1900. Auparavant, M. le docteur
Armaingaud avait créé une ligue anti-tuberculeuse, mais
c'est surtout depuis la fondation de la société de préservation contre la tuberculose par l'éducation populaire, que la
lutte anti-tuberculeuse est entrée, comme en Belgique, en
contact avec le grand public.

Cette société sous la direction de M. le professeur
Peyrot, membre de l'Académie de médecine, a pu, en 3 ans,
rendre de services immenses, grâce au dévouement de son
président et au zèle de son secrétaire général, le Dr Weill
Mantou.

Devant les succès obtenus depuis ses débuts en 1900 ;
elle a su se concilier les faveurs des pouvoirs publics. M.
Chaumié, ministre de l'Instruction publique à qui l'on doit
l'ordonnance des instructions prophylactiques contre la
tuberculose dans les écoles, a bien voulu présider l'Assemblée générale de la société de préservation française en 1904.

Le Dr Peyrot a montré, dans un discours, que la Société de préservation *par l'éducation populaire* a compris le

rôle primordial de l'*Hygiène* et de l'*éducation* dans la grande croisade moderne.

« Avec d'excellents esprits, je reconnais, je proclame
« que les sociétés humaines doivent poursuivre bien plutôt
« la préservation des gens sains que la guérison des mala-
« des. On ne traite et on ne guérit que des individualités ;
« par des mesures de précautions bien prises, on préserve
« des masses et il est souvent plus facile, comme l'a dit
« Rochard dans l'éloquente préface de son Traité d'hygiène,
« d'empêcher mille personnes de tomber malades que d'en
« guérir une seule. » — Assemblée générale 15 mars 1904.

L'éducation populaire, l'Hygiène arrèteront en France la marche de la tuberculose ; mais la pénétration dans les masses est lente. En Belgique, les hommes de tous les partis, de toutes les professions ont tenu à s'inscrire comme membres de la ligue nationale belge ou de la ligue liégeoise. L'on pouvait évaluer à près de 6.000 le nombre des partisans actifs de la lutte anti-tuberculeuse pour un pays qui comprend 6.500.000 habitants.

En France, le 15 mars 1904, le secrétaire général de la Société de préservation contre la tuberculose était tout fier d'annoncer que le nombre de ses partisans s'élevait à *1.928* pour un pays de *38.517.975* habitants.

En France, la lutte anti-tuberculeuse n'est pas assez *nationale*.

Des sociétés multiples, les unes fondatrices de dispensaires, les autres de sanatoriums, etc., sont toutes animées de bonnes pensées, mais elles ont le tort de vouloir, pour ainsi dire, se spécialiser dans leurs moyens d'action. Elles sont jalouses de leur autonomie et leur désir de devenir œuvres personnelles diminue leur champ de lutte et nuit à leurs ressources.

La France gagnerait à suivre l'exemple de la Belgique. Les bonnes volontés groupées en société, comme la société de préservation peuvent assurer la propagande, l'éducation populaire, et diffuser les idées dans tous les centres.

Chaque centre, chaque département, si l'on veut, peut avoir un comité, une œuvre dont le *caractère* doit être celui *d'une entreprise de véritable solidarité humaine ;* à ces centres appartient dès lors d'intervenir auprès des bureaux d'Hygiène, des sociétés de secours mutuels ; à ces centres appartient de fusionner toutes ces forces dont la raison d'être est l'amélioration du sort des indigents.

De cette fusion peuvent naître les caisses de secours pour tuberculeux indigents, les maisons ouvrières, les dispensaires, les services spéciaux dans les hôpitaux, voire même les sanatoriums, pour les plus atteints, qu'il faut à tout prix éloigner de leur foyer malheureux.

Chaque département, chaque grande ville est à même, non plus sous l'égide de telle ou telle société, mais librement en administrateur bienfaisant, de donner aide et protection à ses tuberculeux indigents.

Chaque centre est en droit d'accepter avec reconnaissance les deniers de généreux donateurs, mais ne doit pas compter sur eux

Le rôle de l'Etat ne consiste plus, dès lors, qu'à protéger des comités dignes de son attention en raison de leur solidarité sociale. Leur propagande pour la prophylaxie et l'hygiène, devenue nationale, rendrait au pays de signalés services en combattant non seulement contre la tuberculose mais encore indirectement contre toutes les maladies infectieuses en général.

Dʳ. F. BARBARY.

TABLE DES MATIERES